PUBLICATIONS DU *PROGRÈS MÉDICAL*

ÉTUDE DIAGNOSTIQUE

SUR DEUX CAS

DE

SYPHILOME BUCCO-LINGUAL

PAR

ADRIEN HÉRAUD

DOCTEUR EN MÉDECINE

PARIS

AUX BUREAUX DU
PROGRÈS MÉDICAL
6, rue des Écoles, 6.

A. DELAHAYE & E. LECROSNIER
ÉDITEURS
Place de l'École de Médecine.

1880

ÉTUDE DIAGNOSTIQUE

SUR DEUX CAS

DE

SYPHILOME BUCCO-LINGUAL

PARIS. — IMP. V. GOUPY ET JOURDAN, RUE DE RENNES, 71.

PUBLICATIONS DU *PROGRÈS MÉDICAL*

ÉTUDE DIAGNOSTIQUE

SUR DEUX CAS

DE

SYPHILOME BUCCO - LINGUAL

PAR

ADRIEN HÉRAUD

Docteur en médecine

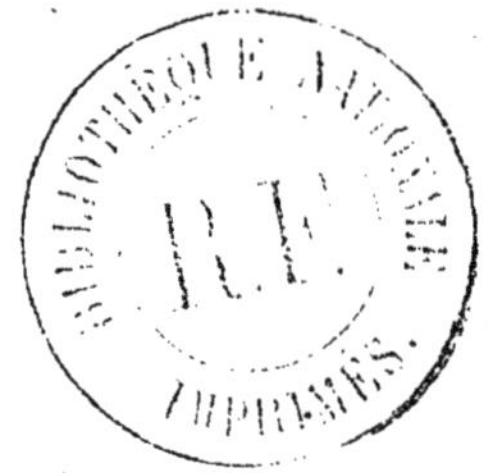

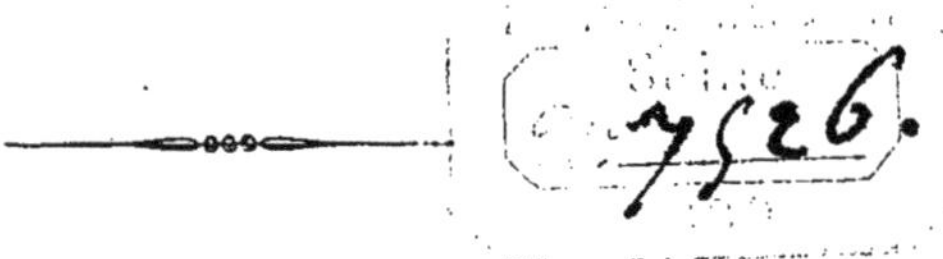

PARIS

AUX BUREAUX DU
PROGRÈS MEDICAL
6, rue des Écoles, 6.

A. DELAHAYE & E. LECROSNIER
ÉDITEURS
Place de l'École-de-Médecine

1880

A LA MÉMOIRE DE MON FRÈRE FRÉDÉRIC

A MES GRANDS PARENTS

A MON PÈRE, A MA MÈRE

Témoignage de reconnaissance.

A MES SŒURS ADRIENNE ET MARIE

A M. L'ABBÉ CITTON

DE COMMENTRY (ALLIER)

Mon premier maître

A M. TONY DE PEUFEILHOUX

DE [MONTLUÇON (ALLIER)

[Hommage respectueux

A MM. DUCHÉ ET DE LA TOURFONDUE

A M. FAYOLLE PÈRE

A M. le Professeur VERNEUIL

Président de ma thèse

———

A M. le Professeur FOURNIER

———

A MM. GRANCHER, LEGROUX et TERRILLON

Mes maîtres dans les hôpitaux

———

A M. BUDIN

Professeur agrégé à la Faculté de Médecine

A MM. DURET ET RIBEMONT

ÉTUDE DIAGNOSTIQUE

SUR DEUX CAS

DE

SYPHILOME BUCCO-LINGUAL

INTRODUCTION

Nous nous proposons d'apporter, dans ce travail, quelques documents inédits à l'étude de la *syphilis régionale*.

Ils sont relatifs à la syphilis bucco-linguale. Ils consistent en deux observations, d'une interprétation difficile, que nous discuterons, et que nous commenterons avec tout le soin désirable.

Nous utiliserons, dans ce but, les leçons cliniques et les appréciations de deux de nos maîtres, M. le professeur Verneuil et M. le professeur Fournier. — Nous les prions d'agréer ici nos plus vifs remercîments et l'assurance de notre sincère attachement.

Nous tenons à dire qu'à l'égard de M. le professeur Verneuil, nous avons contracté une de ces dettes de reconnaissance qui ne s'oublient jamais.

Qu'il nous soit également permis, en terminant cette préface, d'exprimer à notre excellent maître et ami, M. le docteur Duret, prosecteur de la Faculté, notre vive gratitude pour les conseils dévoués qu'il nous a donnés, et pour la bienveillance qu'il nous a témoignée durant tout le cours de notre carrière médicale.

CHAPITRE I.

De la syphilis dans la région bucco-linguale.

Syphilis régionale et syphilis des organes.— Syphilis diffusée ou disséminée. —Syphilis des muqueuses et du système cutané. — Une observation de syphilis bucco-linguale.— Théorie générale de cette localisation de la syphilis. —Comparaison avec la syphilis ano-rectale.

Le virus syphilitique, dès qu'il a envahi l'économie, ne se cantonne pas toujours dans un seul organe, ou dans des organes de régions différentes.

Il ne reste pas toujours limité à un seul tissu tel que le tissu muqueux, le tissu cutané, ou le tissu cellulaire.

Le virus syphilitique paraît quelquefois exercer son influence néfaste et déterminer la production de produits pathologiques dans une *région spéciale* de l'économie sans élection d'un tissu ou d'un organe particulier. Cela paraît surtout se produire lorsque la région envahie a été le siège d'une lésion pathologique antérieure, lorsqu'elle est devenue *un lieu de moindre résistance*, et principalement lorsqu'elle est le siège d'irritations répétées et chroniques.

Nous savons en effet, qu'il existe certaines formes de syphilis *diffusée ou disséminée*, de *syphilis en plaques* ou *en corymbes*, bien décrites par M. le professeur Fournier, qui occupent la surface des systèmes cutané ou muqueux.

Ce sont là des *syphilis de tissus*.—Elles s'observent dans les périodes secondaires ou tertiaire de la syphilis.

— Dans le premier cas, elles prennent l'aspect d'éruptions ou d'ulcérations superficielles ; dans le second cas, ce sont des produits plastiques qui n'arrivent que tardivement à la nécrose ou à l'ulcération.

A côté de ces formes de la syphilis *superficielle*, ou de la syphilis *interstitielle*, il en existe d'autres dans lesquelles les manifestations occupent un *organe* de l'économie sans distinction de tissu : telles sont les gommes de la langue, les gommes de certains muscles, les gommes de l'iris, les gommes et les périostoses de certains os. Quelquefois, prenant alors le nom de *syphilômes viscéraux*, les produits plastiques de cette maladie se déposent dans certains organes profonds de l'économie ; tels sont les syphilômes du poumon, du foie, du cerveau, du testicule.

Mais ce ne sont point là les formes de la syphilis, sur lesquelles nous désirons plus spécialement attirer l'attention.

— Nous voulons parler principalement des affections syphilitiques qui, sans distinction de tissu, ou d'organe, envahissent une *région particulière* de l'économie.

Nous connaissons déjà, à ce propos, la syphilis des régions des centres nerveux, que, M. le professeur Fournier a si bien décrite dans ces derniers temps. Nous connaissons aussi la syphilis des régions génitales. Enfin les désordres produits par cette même diathèse dans la *région* recto-anale, ont été l'objet de travaux importants de la part de MM. Verneuil, Fournier, Gosselin, Desprès et Malassez, etc., etc..

L'affection que nous décrivons, et dont nous ne possédons malheureusement qu'une seule observation détaillée à ce point de vue, et que nous rapportons ci-après, est en tout point comparable au syphilôme recto-anal.

OBSERVATION I

Homme de 43 ans. — Chancre du frein de la langue; iritis syphilitique. — Dysenterie. — Crevasses de la langue. — Ulcérations de la lèvre inférieure. — Dépôts plastiqués dans la langue et les lèvres. — Langue hypertrophiée et fissurée. — Tuméfaction ganglionnaire de la région sus-hyoïdienne; suppuration; incisions; guérison sans fistules. — Traitement antisyphilitique; effets favorables de ce traitement. — Après plusieurs mois, seconde poussée de phlegmasie ganglionnaire. — Cicatrisation des ulcères de la langue. — Langue creusée de sillons, et de mamelons très prononcés. — Continuation du traitement antisyphilitique.

M..., âgé de quarante-trois ans, employé, entre à Saint-Louis le 13 décembre 1879, salle Saint-Louis, n° 31 (service de M. le professeur Fournier).

Bien portant avant 1861. A cette époque, il eut une déchirure du frein sur laquelle poussa un chancre; mais la nature de ce chancre doit rester douteuse, d'abord

parce qu'il fut suivi d'un bubon, et ensuite parce qu'il
n'y eut à la suite ni roséole, ni éruption d'aucune sorte
sur la peau, ni mal de gorge, ni chute de cheveux. Il
prit seulement de la liqueur de van Swieten pendant
quinze jours.

En 1874, revenant de la Chine, il avait une iritis ré-
putée syphilitique et de la dysentérie. Il prit de l'iodure
de potassium à la dose de deux grammes par jour. L'affection oculaire entraîna sans doute des synéchies : on
pratiqua l'iridectomie avec un insuccès complet suivi de
la perte de la vue de ce côté.

Depuis un an, le malade n'étant pas très fumeur fut
étonné de voir apparaître sur la langue des crevasses,
chaque fois qu'il buvait un peu d'eau-de-vie, ce qui lui
arrivait sans doute après chaque repas.

Il sentait une violente cuisson sur la face dorsale de la
langue. Les crevasses se changèrent en ulcérations larges
et superficielles.

Depuis quatre mois, la partie droite de la face postérieure de la lèvre inférieure est le siège d'une ulcération
analogue. Depuis trois mois, il prenait de l'iodure de
potassium ; mais cette médication lui donnant des maux
d'estomac, il la supprima il y a dix jours.

Etat actuel. — Au moment de son entrée à l'hôpital,
la moitié droite de la lèvre inférieure du malade est triplée au moins d'épaisseur, et présente une induration
très appréciable. La face muqueuse de cet organe offre
une ulcération grise, ovalaire, à grand diamètre horizontal de trois à quatre centimètres. La partie supérieure
de l'ulcération n'a pas de bords ; la partie inférieure au
contraire sanieuse, à fond assez creux, présente des bords
déchiquetés et bourgeonnants.

La langue épaissie montre d'abord un sillon médian
autéro-postérieur très accusé.

La moitié gauche de sa face dorsale est le siège dans

son tiers autérieur, d'une ulcération jaune circinée, à contours irréguliers, mais sans bords

Le bord gauche de la langue atrophié vers la pointe est au contraire épaissi à sa partie moyenne et on y voit imprimé la trace de plusieurs dents.

Le malade éprouve une grande gêne dans la mastication ; sa langue est lourde, et presque impossible à remuer ; il ne peut avaler, pour ainsi dire, que des aliments liquides ou de consistance sirupeuse.

Comme il dort la bouche ouverte, sa langue se dessèche, et se colle alors à son palais. Le malade, en se réveillant, produit souvent de petites éraillures douloureuses de l'organe en le détachant de la voûte palatine.

Il a souvent de violentes céphalées nocturnes. Depuis un an, il a énormément maigri et a une apparence cachectique très accentuée.

Cependant, comme tous les organes fonctionnent très irrégulièrement, peut-être serait-on en droit d'incriminer le défaut d'alimentation qui ne peut se faire convenablement à cause des troubles fonctionnels de la langue

Traitement. — Gargarismes d'eau de guimauve.

Douches iodurées sur la langue.

Deux pilules de bichlorure d'hydragire.

12 janvier. — Le malade a été à quatre pilules depuis dix ou douze jours. Il y a une grande amélioration dans l'état local de la langue ; mais il y a de la gingivite et l'haleine mercurielle. On supprime ses quatre centigrammes de calomel.

18 janvier. — L'amélioration continue et s'étend à l'ulcération de la lèvre inférieure qui diminue d'étendue et d'induration.

28 janvier. — La langue est partagée en deux moitiés par un sillon longitudinal très accentué. C'est l'exagération du sillon normal.

8 février. — La langue est très améliorée ; elle reprend

le volume, l'aspect, la souplesse normale. En un point seulement, il reste encore de la tuméfaction et de l'induration.

La syphilide ulcéreuse de la muqueuse labiale droite inférieure est seule encore tenace et peu modifiée.

21 février. — Depuis trois jours, le malade qui allait mieux est pris d'une adénite sus-hyoïdienne à marche rapide et douloureuse; et l'on perçoit déjà la fluctuation. Le malade est pâle, a le teint jaune, et de plus, est très-maigre.

22 février. — Le malade se cachectise à vue d'œil. — Crachats purulents. — Fièvre depuis deux jours. — Toux fréquente.

24 février. — Les glandes augmentent de volume avec une rapidité étonnante, avec un processus tout à fait aigu. De chaque côté, les ganglions sous-maxillaires sont gonflés, durs et remontent jusqu'à l'angle de la mâchoire. Le ganglion sous-mentonnier a rongé la peau qui devient douloureuse à la moindre pression.

27 février. — La fluctuation était manifeste depuis deux jours. Aujourd'hui, la peau est ulcérée; et de la plaie, s'écoule un pus jaune et bien lié.

28 février. — Le pus coule abondamment; la douleur a disparu, la fièvre est tombée. Le malade se sent bien mieux et toute tension a disparu; mais l'engorgement ganglionnaire sus-hyoïdien reste toujours dans le même état.

7 mars. — Tout a rétrocédé peu à peu, sans fistisule ni clapier; et le malade va bien mieux qu'avant ses derniers accidents. La langue va très bien, au moins dans une grande partie, sur le bord gauche une induration recouverte d'une ulcération persiste toujours.

12 mars. — Le ganglion mastoïdien gauche est très tuméfié et douloureux à la pression depuis huit jours. Il est à craindre que de nouveaux accidents, analogues aux premiers, se manifestent sur ce ganglion.

15 mars. — En effet, il se déclare de nouveau une adénite qui semble avoir autant d'acuité que celle qui a eu lieu dans la région sus-hyoïdienne. Le muscle mastoïdien est soulevé par les ganglions sous-jacents, engorgés et enflammés. La pression est très douloureuse.

— Vésicatoire sur la partie malade. Potion de Todd.

20 mars. — Le vésicatoire n'a pas arrêté la phlegmasie ganglionnaire, la peau a rougi, l'empâtement s'est de plus en plus prononcé.

— Emollients appliqués en permanence sur la région douloureuse.

Pas de fièvre.

Potion de Todd.

Le malade est pâle, jaunâtre, il maigrit et a l'aspect cachectique.

21 mars. — M. Ledentu trouve une fluctuation très lointaine; rougeur, douleur, tuméfaction de la région sterno-mastoïdienne.

22 mars — La langue va bien sur la plus grande partie; mais sur le bord gauche, et près de la pointe, il existe une partie indurée recouverte d'une ulcération qui a plutôt fait des progrès que participé à l'amélioration du reste de la lésion.

24 mars. — L'état de la langue s'est beaucoup amélioré, elle est rose et souple dans sa plus grande partie; le sillon médian est toujours très profond; mais il n'y a plus de sclérose qu'à ce niveau.

Les ulcérations du bord gauche de la partie antérieure sont de la largeur d'une pièce de deux francs; elles sont bourgeonnantes, à fond granuleux, mais d'un rose pâle et plutôt jaunâtre. De plus, les bords sont saillants et durs; l'ulcération n'est plus douloureuse comme autrefois; mais dure au contact du doigt; en outre, elle n'est plus saignante comme par le passé. Les ulcérations de la lèvre inférieure qui étaient à peu près guéries, se sont récemment étendues de nouveau, bien que le reste de la langue aille mieux ; de plus, elles ont aussi une lèvre et des bords très durs.

Cette induration ambulante, la coloration, l'extension inattendue, les adénites suraiguës, l'aspect rapidement cachectique du malade font redouter une transformation *in situ* des syphylides en épithélioma, sans qu'il existe entre ces deux affections la moindre parenté, au même titre qu'une vieille fistule dégénérée en cancroïde.

La multiplicité des points dégénérés ne serait pas d'ailleurs en opposition avec le processus pathologique.

27 mars. — Le mastoïdien est très induré, il y a de la myosite. L'abcès ou plutôt l'adéno-phlegmon a été incisé avant hier. La région était rouge, tuméfiée, extrêmement douloureuse. Une notable quantité de pus s'en est écoulée.

28 mars. — Le malade est très soulagé. — Cataplasmes en permanence. — Potion cordiale.

30 mars. — Le malade a voulu se lever ; mais il a été obligé de se recoucher aussitôt, à la suite d'étourdissements : il est très pâle et très cachectique. Depuis longtemps, il n'a plus mangé suffisamment, les plaies de la langue le gênant beaucoup, cette inanition relative contribue beaucoup à lui donner cette teinte jaunâtre prononcée et cette maigreur extrême.

5 avril. — Le malade se plaint de violents maux de tête ; il a eu de la courbature et des frissons, surtout depuis trois jours.

Devant cette persistance et cet aspect de l'ulcération et de l'induration, devant aussi l'état cachectique du malade, et en présence de cet engorgement ganglionnaire multiple, M. le professeur Fournier pose le premier point d'interrogation en faveur de l'épithélioma. Il désire faire voir à M. le professeur Verneuil ce malade, lorsque son état lui permettra d'être transporté à la Pitié.

Ce malade est entré à la Pitié le 23 juin. M. le professeur Verneuil, après avoir examiné la langue qui est encore très hypertrophiée, et partagée en deux parties distinctes par un sillon longitudinal très accentué ; après avoir constaté l'amélioration survenue dans l'état général de cet organe, bien qu'il existât encore une ulcération du bord gauche, large comme une pièce de deux francs, repousse l'idée d'épithélioma, émise par M. le professeur Fournier, et porte le diagnostic de syphilôme.

Le malade continue le traitement spécifique ; et aujourd'hui les ulcérations que l'on voyait sur le bord gauche de la langue ont complètement disparu, l'état général s'est beaucoup amélioré. Le malade mange avec appétit et peut, sans difficulté, se promener une grande partie de la journée. L'aspect cachectique a complètement disparu. Il ne reste plus aujourd'hui, sur le bord gauche de la face antérieure de la langue, qu'une petite tumeur, absolument indolore à la pression, du volume d'une noisette ; les ulcérations de la lèvre inférieure sont également améliorées.

Pour bien interpréter cette observation, il nous suffira de faire remarquer que l'affection a présenté un caractère ulcéreux, puisqu'elle s'est accompagnée d'une sorte de tuméfaction assez étendue occupant une portion notable de la langue, et enfin qu'elle a envahi une *région* entière de l'économie, la région bucco-linguale.

Nous aurons donc à établir successivement le diagnostic avec les ulcérations, avec les tumeurs, avec les différentes formes de glossite ; et enfin, il nous restera à démontrer qu'il s'agit bien là d'une *affection régionale.*

1° *Ulcérations*. — L'ulcère simple occupe généralement les bords de la langue, reste superficiel, et le plus souvent se trouve en rapport avec les aspérités d'une dent cariée. — Tel n'était pas le cas de notre malade.

L'ulcère tuberculeux est aussi superficiel, présente des bords mal accusés, un fond recouvert de petites végétations d'inégal volume, quelquefois parsemé d'un semis blanchâtre sur lequel M. le professeur Trélat a récemment appelé l'attention : « Une seule particularité réellement distinctive, est offerte par les lésions tuberculeuses ; elle consiste dans l'existence possible, au voisinage de l'ulcération, de petits points miliaires ou de petites granulations de couleur gris-jaunâtre, d'aspect purulent, et de volume comparable à un grain de millet. »

Chez les malades atteints d'ulcère tuberculeux de la bouche, l'état général est grave, est celui des phtisiques. Ces faits ne s'accordent pas avec les circonstances des faits pathologiques constatés chez notre malade.

L'ulcère scrofuleux ou lupomateux est le plus souvent unique, creusé assez profondément, présentant un bord soulevé, épaissi par des produits plastiques, quelquefois décollé ; le fond, irrégulièrement végétant, est le siège d'une suppuration abondante. On y observe quelquefois des dépôts crustacés. Parmi les caractères les plus tranchés de l'ulcère scrofuleux, il faut citer la coloration livide, bleuâtre et violacée de la muqueuse qui le circonscrit, l'amincissement et souvent aussi le décollement des téguments qui ne sont plus taillés à pic. En outre, le tempérament est celui des scrofuleux. — Il nous suffira de faire observer que les ulcérations de la langue, chez notre malade, étaient fissuraires, occupaient les sillons ; et que si dans un point il existait une grande perte de substance, elle offrait une large base et reposait sur une tumeur. En outre, la syphilis était avérée.

L'ulcère de l'épithélioma présente des bords indurés, résistants, et la consistance des parties voisines de l'organe est très accentuée ; de plus, il survient assez rapidement un retentissement ganglionnaire ; l'ulcération n'a aucune tendance à la réparation. — L'ulcération de la langue de notre malade offrait des bords épaissis, mais non durs. Le fond était bourbillonneux et rempli de détritus jaunâtres. Il y a eu, il est vrai, un retentissement ganglionnaire ; mais celui-ci a suppuré, puis s'est terminé par la résolution la plus complète en deux circonstances différentes ; ce que l'on n'observe pas dans le cas d'ulcération épithéliomateuse.

Ajoutons encore qu'il y a eu réparation complète des tissus ; les ulcères de l'épithélioma ne se guérissent jamais, ils ont au contraire une tendance envahissante.

2°. — Comme chez notre malade, on observait aussi une certaine tuméfaction localisée de la langue, il convient en outre de faire remarquer qu'il ne s'agit pas là d'une *tumeur* proprement dite de cet organe, tels que fibrome, lipome ou cancroïde interstitiel non parvenus à la période d'ulcération.

Le *Fibrome* est une tumeur dure parfaitement localisée. On le reconnaît en général, à sa consis-

tance très dure, à sa forme arrondie, à son dévelop‑
pement d'une lenteur extrême. De plus il n'a aucune
tendance à la cicatrisation.

Les cas de *Lipome* sont très rares. On n'en con‑
naît que trois ou quatre observations. Le diagnostic
de ces tumeurs est généralement facile car le lipome
constitue des tumeurs indolentes, arrondies, sans
changement de coloration à l'enveloppe. — Le
lipome lingual donne la sensation d'une mollesse
particulière, caractéristique, qu'on désigne pour
cela sous le nom de lipomateuse.

Le *Cancroïde* interstitiel offre une dureté plus
grande, part d'un point unique pour envahir le reste
de l'organe, ne consiste jamais dans une infiltration
diffuse avec nodosités multiples disséminées comme
dans la langue syphilitique. Lorsque l'ulcération
survient secondairement, le fond est rempli de végé‑
tations dures et irrégulières, mais n'est pas bour‑
billonneux.

3°. — On peut dire que chez notre malade, une
grande étendue de la langue était le siège de la lésion
pathologique; il y avait *glossite chronique*. Il con‑
vient donc de rechercher à quelle forme de *glossite*
nous avions à faire.

Nous ne comparerons pas longuement ici les ca‑
ractères des différentes formes de glossite chronique
syphilitique, car nous aurons occasion de le faire à
propos de la seconde observation. Il nous suffira de
faire remarquer la localisation de la lésion, l'hyper‑
trophie du début, plus tard la rétraction, l'existence
des mamelons, des sillons et des ulcérations fissu‑
raires, faits, qui tous ont été observés chez notre

malade, pour pouvoir affirmer que nous sommes en présence d'une glossite d'abord plastique et hypertrophique, (peut-être avec des dépôts gommeux dans la région la plus envahie), devenue ensuite *glossite* sclérosique et atrophique.

4°. — Mais nous ne devons pas oublier que l'affection chez notre malade n'occupe pas seulement l'organe langue; elle est diffusée à toute une *région* anatomique.

Nous devons ensuite nous demander quelle est la nature de cette affection complexe.

Peur nous, comme pour M. le professeur Verneuil, il existait chez notre malade une *syphilis bucco-linguale*.

En effet, nous disons au début de l'observation : « La partie droite de la face postérieure de la lèvre inférieure est le siège d'une ulcération analogue à celle de la langue, », et plus loin : « au moment de l'entrée à l'hôpital du malade, la moitié droite de la lèvre inférieure est au moins triplée d'épaisseur, et offre une induration très appréciable ; la face muqueuse de cet organe présente une ulcération ovalaire, à grand diamètre horizontal de trois à quatre centimètres. »

De plus, nous signalons que la moitié gauche de la face dorsale de la langue est épaissie dans une grande étendue, présente des sillons et des mamelons.

Le siège multiple des lésions est donc bien désigné ; il a occupé à la fois la langue et les lèvres.

Tous ces faits suffisent à démontrer que la syphilis a envahi *toute une région anatomique*.

Nous ne saurions mieux comparer cette affection qu'à celle qu'on rencontre dans la région recto-anale; mêmes ulcérations, même hypertrophie de tissu, mêmes dépôts plastiques, mêmes végétations, même tendance à la sclérose et à la rétraction cicatricielle.

En présence de l'influence bienfaisante exercée sur ce malade par le traitement anti-syphilitique, il est donc permis d'affirmer que nous avions affaire à un syphilôme étendu sur toute la *région* anatomique que nous venons d'indiquer.

Il y a des affections plus complexes encore que celle que nous venons de décrire, ce sont celles dans lesquelles une lésion dépendant d'une affection générale acquise, vient se produire chez un individu déjà victime d'une autre diathèse.

La syphilis peut évoluer chez un individu déjà en possession de la diathèse carcinomateuse.

Elle est alors modifiée dans son type classique comme le prouve l'observation que nous allons citer dans le chapitre suivant.

CHAPITRE II.

Rapports du cancer et des autres diathèses ; syphilis et cancer. — Cas d'hybridités pathologiques.— Observation d'un homme atteint d'une tumeur interstitielle de la langue et de tumeurs multiples des joues. — Diagnostic avec les différentes formes de glossites, avec les glossites syphilitiques — Analogies nombreuses avec un cancer interstitiel. — Hypothèses sur la multiplicité des lésions. — Quelques mots sur la doctrine de l'hybridité. — Conclusions.

La multiplicité et la combinaison des ditahèses chez un même malade n'a pas encore été l'objet d'études un peu suivies.

Cependant, déjà, quelques observateurs ont appelé l'attention sur les rapports qui lient le cancer avec certaines maladies générales : c'est ainsi que, depuis longtemps, Bazin et plus tard M. le professeur Verneuil ont indiqué que les tumeurs carcinomateuses pouvaient bien n'être qu'une manifestation éloignée d'une forme tertiaire de l'arthritisme.

Paget, en Angleterre, a aussi montré par quelques observations que le carcinôme du sein se développait préférablement chez des sujets entachés d'herpétisme ; Burdel, de Vierzon, a essayé d'établir des rapports entre le cancer et l'impaludisme.

Jusqu'à présent, à notre connaissance, aucun auteur n'a exposé d'une manière satisfaisante les relations de la syphilis avec le cancer. Quelle influence la maladie vénérienne exerce-t-elle sur la marche du carcinôme ? En précipite-t-elle l'évolution ou au contraire en retarde-t-elle la marche funeste ? Les caractères anatomiques, les manifestations symptomatiques du cancer sont-elles modifiées par la diathèse syphilitique ?—En d'autres termes, lorsque le cancer survient chez un individu en puissance de syphilis, présente-t-il des caractères spéciaux ? Ce sont là des faits sur lesquels nous ne possédons aucune notion précise.

L'observation suivante présente à cet égard un haut intérêt ; elle est obscure dans son diagnostic puisque des maîtres éminents ont porté un jugement différent sur sa nature ; on ignore même s'il s'agit d'une des formes de la syphilis de la langue, ou au contraire si on est en présence d'un cancer profond ayant un siège mal défini et dont les manifestations symptomatiques sont encore inconnues.

En somme on en est réduit à des hypothèses plus ou moins vraisemblables à cause de la singularité du cas.

Nous publions surtout cette observation dans le but d'attirer plutôt l'attention sur ces *faits rares* que d'éclaircir un diagnostic trop embarrassant pour nous. Nous pensons, comme l'a dit M. le professeur Verneuil, qu'il importerait de faire quelques recherches cliniques sur ces combinaisons de diathèses, qu'il désigne sous le nom d'*hybridité pathologique*.

Observation II

*Homme de soixante-six ans, ouvrier dans une fabri-
que de mercure ; — pas de manifestations syphilitiques bien avérées ; — douleurs articulaires ; —
langue considérablement hypertrophiée depuis
plusieurs mois, dure, de consistance ligneuse ;
envahissement de la région sus-hyoïdienne. — Nodosités dans les joues près des commissures des lèvres, ressemblance avec un cancer profond du pha-
ryux. — Discussion du diagnostic. — Manifestations générales graves. — Cachexie, œdème des
membres inférieurs.*

L... âge de 66 ans, ébéniste, entré à la Pitié le 17 juin
1880, n° 21, salle St-Louis (Service de M. le professeur
Verneuil.)

Pas d'antécédents héréditaires ni personnels. Le malade nie toute espèce d'accidents vénériens. Il s'était toujours bien porté avant 1872, époque à laquelle il eut une
fluxion de poitrine, avec point de côté, qui l'obligea à
garder le lit pendant un mois environ. — Jamais de fièvre. — Jamais de clous, ni de taches sur le corps. — Jamais de douleurs dans les membres. — Il a travaillé
sans accidents pendant plusieurs années dans un ate-
lier rempli de vapeurs mercurielles. Il a eu un grand
nombre d'enfants dont six sont encore vivants. Bref,
tout accident morbide a débuté pour la première fois,
il y a deux ans et demi ou trois ans.

Le malade indique, comme premières souffrances, des
raideurs, des douleurs lancinantes dans les petites articulations des mains. — Pas de sclérodermie, pas d'atro-

phie musculaire. — Les urines sont très peu colorées; on n'y trouve ni sucre ni albumine. — Pas de battements de cœur, ni d'étouffements.

Cet homme, qui était autrefois fort et robuste, est aujourd'hui bien amaigri, affaibli, pâle et même d'apparence cachectique. Il a, depuis plusieurs mois, une affection de la gorge qui gêne considérablement chez lui l'acte de la déglutition. — En lui examinant la langue, nous voyons qu'il la tire incomplètement hors de la bouche; mais elle a conservé sa coloration rosée, son aspect papillaire, elle ne présente pas d'ulcérations, pas de papillômes, pas de tumeur limitée, elle est augmentée de volume dans son ensemble, ce que démontre l'empreinte des dents sur les bords.

Mais on est surtout frappé par un caractère particulier : elle a une dureté de bois, dureté à peu près uniforme et étendue à presque toute la surface; les bords seuls présentent un peu de souplesse. — Le reste de la cavité buccale ne présente rien d'anormal.

Du côté de la voûte palatine, du voile du palais, il n'y a aucune lésion. Rien non plus au pharynx qu'on ne voit pas très bien en raison de la difficulté qu'il y a à déprimer la base de la langue; mais en l'explorant avec le doigt, on ne découvre sur les parois, ni à la base de la langue, aucune tumeur, aucune induration limitée. Lorsque le malade projette la tête en arrière, on est frappé de la consistance et de l'augmentation de volume de la région sus-hyoïdienne. Les glandes sous-maxillaires sont hypertrophiées; il y a une induration notable des muscles de la région et enfin une augmentation considérable de l'épaisseur de l'os hyoïde.

Il souffre dans le cou; de plus il est très gêné pour avaler des aliments solides; cependant, en y mettant le temps, il arrive à manger à peu près autant que les autres.

Voilà ce qu'on est amené à constater du côté de la gorge ; mais ce que l'examen revèle de plus particulier, c'est aux commissures des lèvres. Si, par hasard, on regarde les joues, à la surface desquelles il n'y a ni ulcération ni saillie, on trouve, au niveau de chaque commissure, une petite tumeur interstitielle de consistance fibreuse, sans papillôme, ni saillie du côté de la peau, ni de la muqueuse, une simple induration du côté de la face externe de la joue.

A quoi avons-nous affaire ?

La première opinion de M. le professeur Verneuil fut qu'il s'agissait d'un cancer de l'extrémité inférieure du pharynx ou du commencement de l'œsophage ; mais bientôt il abandonna cette idée quand il vit l'état de la langue qui est presque ankylosée, et il pensa alors au cancer vrai de la langue, non pas à l'épithélioma, mais au cancer squirrheux qui, pour être excessivement rare, n'en existe pas moins. M. le professeur Verneuil dit en avoir vu quelques cas, et nous a fait, à sa clinique, la description suivante de l'état de la langue dans les cas de squirrhe de cet organe.

« J'ai vu alors la langue, dit-il, ratatinée, bosselée, dure comme du bois. D'autres fois, elle grossit en un point, et finit par s'ulcérer comme dans tous les cancers ; mais je n'ai pas encore vu d'affection cancéreuse occuper uniformément toute la langue, en lui laissant sa forme, et son revêtement papillaire, mais j'ai vu des glossites tertiaires, ajoute-t-il, s'étendre à toute la surface de la langue ; il est vrai, que dans ce cas, il n'y a que la partie antérieure qui soit intéressée. »

M. le professeur Verneuil était là hésitant entre ces deux affections lorsqu'il aperçut que deux glanglions assez volumineux existaient au cou. Vous avez vu, nous dit-il, que la syphilis tertiaire n'engage presque jamais les ganglions ; et ce fait le fit de nouveau songer singulièrement au cancer. D'autre part, la tuméfaction de l'os hyoïde s'expliquait bien par une hyperostose de cet os, et ainsi le faisait incliner vers la syphilis.

L'attention de M. Verneuil se porta de nouveau vers ces singulières indurations des joues, dont nous signalions l'existence tout à l'heure. Elles sont arrondies, symétriques, ne s'accompagnant d'aucune modification de la peau, ni de la muqueuse qui leur est cependant adhérente. — De quelle nature peuvent-elles être ? Serait-ce du squirrhe ? Je ne sache pas, dit M. Verneuil, que personne ait jamais vu plusieurs tumeurs squirrheuses concommitantes. Je n'ai jamais vu deux squirrhes se développer simultanément dans les mamelles.

On voit tous les jours des cancers multiples par propagation, par généralisation ; mais trois noyaux squirrheux isolés, au même degré, de même forme, de même époque, cela ne s'est jamais vu.

Du reste, ces nodosités des commissures n'ont aucun des caractères du cancer, et nous retombons ainsi dans l'idée de gommes. Nous connaissons en effet, la multiplicité habituelle des accidents syphilitiques ; il est absolument ordinaire de voir plusieurs gommes se développer en même temps ; la symétrie est moins commune, on la rencontre pourtant quelquefois.

Reste la forme. — M. Fournier a décrit la glossite tertiaire ; comme les muscles jumeaux, sterno-mastoïdien, qui sont les plus fréquemment atteints, les muscles de la langue peuvent être aussi affectés de myosite gommeuse.

Rien ne s'oppose, il nous semble, à pareille chose aux lèvres. Ce sont des organes essentiellement musculaires, et notamment près des commissures, c'est un vrai lieu de fibres musculaires.

Il n'est donc pas invraisemblable de penser qu'il peut se produire dans ces muscles des lèvres, le même accident que dans ceux de la langue. Rien n'empêche en un mot, d'admettre un syphilôme labial.

L'opinion de M. Verneuil, était donc que ce malade était atteint d'une gomme ; mais il s'agirait d'un hybride, dit-il, d'un malade, comme M. Fournier, que j'ai converti à cette idée, en a rencontré un, atteint en même temps de syphilis et de cancer, que je n'en serais pas étonné.

Qu'il nous soit permis, à ce sujet, de rappeler que, l'année dernière, dans une thèse, soutenue à la faculté, par M. Depasse, M. le professeur Verneuil fit publier deux exemples d'hybridité de ce genre.

Dans le même travail, M. Depasse en signale aussi un cas qui se trouvait à St-Louis, dans le service de M. le professeur Fournier.

Eh bien ! chez notre malade, nous aurions quelque chose de cette nature ; il aurait en même temps de la syphilis et du cancer, que nous n'en serions pas surpris. Il se pourrait qu'un jour, on pût rapprocher ces cas, et c'est en réunissant ainsi les exemples qui se présentent de temps à autre, en les comparant, qu'on arrivera à résoudre cette grande et magnifique question de l'hybridité.

Pendant le peu de temps que ce malade resta dans le service de M. le professeur Verneuil, il fut soumis au traitement anti-syphilitique, sans que cela apportât de modifications bien sensibles dans son état. C'est alors que M. Verneuil, désirant avoir l'opinion de M. le professeur Fournier sur ce malade, le lui adressa.

A son entrée à l'hopital St-Louis, le malade est très affaibli, il a le teint jaune, sans ictère, le visage est ridé et souffreteux ; en un mot, il a l'apparence cachectique. — Il n'a aucun craquement articulaire ; il ne souffre pas beaucoup, par les mouvements, même violents, imprimés aux articulations ; mais tout autour de ces articulations, soit au niveau des insertions musculaires sur les saillies osseuses, soit sur ces saillies elles-mêmes, bien qu'elles ne soient le siège d'aucune tumeur, ni de tuméfaction, la pression est douloureuse. Ce n'est pas seulement aux extrémités osseuses que le malade souffre par la pression ; mais le corps même de l'os est douloureux et particulièrement la diaphyse humérale.

Le corps des tibias est à la pression aussi douloureux que les humérus ; néanmoins pas de saillie périostique sur les cuisses.

Les os du pied sont au toucher moins douloureux que les tibias, mais plus que les fémurs. Pas de douleur du côté de la clavicule et du sternum. Depuis quelques jours, le malade se plaint de douleurs dans la tête. Cette céphalalgie n'est pas continue ; elle n'a lieu que par élancements qui se manifestent aussi bien la nuit que le jour, et reviennent périodiquement toutes les dix ou quinze minutes, empêchant ainsi le sommeil, ce qui contribue à l'épuisement du malade.

Depuis deux jours, il y a un œdème généralisé des membres inférieurs. Cet œdème est peu prononcé, mais il est dur et comme si la peau était plus tendue, épaissie, et produisait une espèce de sensation cartilagineuse au point que M. Besnier croit à une espèce inconnue de sclérodermie. — Le malade présente, dans l'épaisseur de la paroi abdominale, et surtout des muscles droits, un certain nombre de petites tumeurs (haricots, cerises) dures, peu douloureureuses, qui lui donnent une paroi abdominale mamelonnée et irrégulière.

En outre, il se plaint d'une constipation opiniâtre.

Depuis son séjour chez M. Fournier, le malade a été soumis au traitement spécifique qui n'a apporté à peu près aucun changement dans sa situation ; cependant, il prétend moins souffrir qu'au moment de son entrée ; la teinte cachectique paraît s'accuser de plus en plus ; la langue est toujours très dure et sans la moindre ulcération. De chaque côté du cou, les ganglions maxillaires sont gonflés, mais principalement à gauche où ils forment une tumeur du volume d'un œuf de poule, très douloureuse à la pression, mais sans fluctuation.

La lecture de cette observation démontre :

1° Qu'il s'agit d'une affection d'abord *régionale* ayant eu consécutivement un retentissement ganglionnaire très prononcé. En effet, non seulement la langue mais tout le plancher buccal, les joues, les lèvres, paraissent être le siège d'une production morbide de même nature.

2° Qu'il s'agit d'une affection paraissant avoir eu, dans la suite, une tendance remarquable à la généralisation, puisque nous voyons des tuméfactions et des indurations apparaître dans la peau de l'abdomen et dans la peau des membres inférieurs ; puisque nous observons des douleurs articulaires et principalement des douleurs osseuses très prononcées. En outre, il survient une cachexie profonde; nous observons déjà tous les accidents terminaux des affections générales, telles que œdème des membres inférieurs ; et la cachexie tend à augmenter de plus en plus.

Mais il est beaucoup plus difficile d'arriver à une *précision* plus grande. Nous allons néanmoins essayer d'éclaircir ce sujet et nous nous demanderons successivement :

1° Avec quelle affection *générale*, avec quelle affection *régionale* nous pourrions comparer la maladie bucco-linguale que nous observons

2° Quelle est la signification des phénomènes de généralisation, dont nous sommes témoins ?

Au premier point de vue, nous discuterons le diagnostic avec la glossite des fumeurs, le psoriasis lingual, la sclérose de la langue ; les différentes for-mes de glossite tertiaire, en particulier la glossite gommeuse à tumeurs multiples et la glossite scléro-sique hypertrophique ; et enfin, avec les affections cancroïdales à foyers multiples.

1° La *glossite des fumeurs* existe à la superficie de la langue, consiste en une irritation papillaire, et ne cède qu'à la cessation de l'usage de tabac.

Cette glossite est constituée par une sorte d'enduit pelliculaire, adhérent, non détachable par le frotte-ment ou le grattage, semblable comme aspect à ce que serait une couche de collodion déposée en ce point, semblable encore à ce que serait la muqueuse récemment cautérisée au crayon de nitrate d'ar-gent, et tranchant en conséquence par sa couleur sur la teinte des parties voisines, comme l'a si judi-cieusement fait remarquer M. le professeur Four-nier dans son traité des glossites tertiaires.

En un mot elle ne présente aucun des caractères de l'affection que nous avons signalée ; elle ne con-duit jamais à un retentissement ganglionnaire et à la cachexie.

2° Le *psoriasis lingual* est aussi superficiel et con-siste dans des taches blanchâtres, dans des plaques d'induration qui ne dépassent guère le derme de la muqueuse linguale. — Chez notre malade, ces indu-rations n'ont rien de commun avec cet aspect blanc, argenté, nacré, que revêt le psoriasis lingual.

3° Les *scléroses de la langue*, qu'elles soient sous la dépendance d'une affection du sytème nerveux, comme dans les différentes formes de sclérose amyotrophiques, ou qu'elles soient primitivement locales, ne présentent jamais ce retentissement ganglionnaire et cet envahissement du plancher de la bouche.

4° Les formès tertiaires de la syphilis dans la langue sont ou superficielles ou profondes. Il faut distinguer deux formes de glossite scléreuse, et de glossite gommeuse.

La *glossite scléreuse superficielle* ou corticale est caractérisée par des dépôts néoplasiques siégeant exclusivement dans le derme lingual, tantôt sous la forme d'îlots ou de plaques isolés, tantôt sous forme d'indurations en nappes.

L'affection de notre malade siégeait beaucoup plus profondément.

La *glossite scléreuse profonde* présente, d'après M. Fournier, les traits suivants : « Il y a tuméfaction de la langue, la plupart du temps localisée à une des moitiés de l'organe, mamelonnement et lobulation de sa face dorsale, et enfin, induration profonde des parties infectées. » Ce qui attire surtout l'attention, c'est que la face dorsale de la langue est inégale, bosselée, mamelonnée : « elle est transformée en une série de mamelons saillants, voisins les uns des autres, anguleux de forme, lesquels communiquent à l'organe une apparence véritablement lobulée. L'existence de ces lobules résulte de la présence d'enfoncements, de *sillons* qui les circonscrivent et les limitent... Ces sillons constituent un véritable réseau de scissures entrecroisées. »

Enfin, au toucher, l'organe est dur dans toute l'acception du mot et « d'une dureté sèche qui ne se laisse pas déprimer; on croirait, en le touchant, avoir sous le doigt du cartilage ou du tissu fibreux, ou même encore (car cela indique l'erreur possible à commettre en pareil cas), on croirait toujours à du cancroïde sans exagération des hyperplasies profondes de la langue parvenue à l'état scléreux, et présentant une dureté véritablement cancroïdienne.»

Il suffira de faire remarquer que, chez notre malade, il n'existait ni ces mamelons, ni ces scissures, qui sont constantes dans la sclérose linguale syphilitique; mais que l'induration paraissait beaucoup plus profonde, occupait le plancher de la bouche, avait, pour ainsi dire, ankylosé la langue et s'était accompagnée d'un retentissement ganglionnaire énorme qui, plus tard même, a eu des tendances à la généralisation.

Il existe donc des différences considérables entre ce que nous observons chez notre malade et les diverses formes de glossite tertiaire sclérosique si bien décrites par M. le professeur Fournier.

Dans le premier cas (langue syphilitique), les lésions néoplasiques occupent l'épaisseur même de l'organe, qu'elles hypertrophient ou réduisent de volume; dans le second cas de notre malade, elles paraissent siéger plutôt sur les limites de la langue et du plancher de la bouche, et *souder l'organe* au reste de la région anatomique.

La variété rare que décrit M. Fournier, sous le nom de *glossite scléreuse généralisée*, se distingue de l'affection observée chez notre malade en ce que

la lésion peut occuper la langue dans sa presque
totalité, mais ne s'étend pas jusqu'au plancher buccal. Il y a tuméfaction énorme de la langue (macro-
glossive); tandis que, chez le malade qui fait le sujet
de cette observation, la langue présentait un aspect
presque normal dans ses parties superficielles; elle
était, au contraire, indurée et comme infiltrée par
un produit néoplasique dans la profondeur du côté
du plancher de la bouche. Enfin, il existait un retentissement ganglionnaire énorme, *trait* qui sépare
absolument ce cas de la syphilis classique.

Les *glossites gommeuses* ne ressemblent pas non
plus à la maladie qui fait l'objet de notre observation. Les gommes superficielles sont de petites nodosités tuberculiformes et n'hypertrophient pas l'organe dans sa profondeur. — Les gommes profondes
ou musculaires, lorsqu'elles sont multiples, peuvent
soulever la muqueuse, former des bosselures et
donner au toucher la sensation de langue fourrée
de petits corps durs, de nodosités qu'on a comparée
à une langue remplie de noix.

On ne saurait reconnaître cet aspect clinique chez
notre malade.

Nous pouvons dire que les lésions constatées dans
l'observation II, nous présentent de grandes dissem-
blances avec celles que décrivent les auteurs classi-
ques dans la syphilis; la seule analogie possible
consisterait dans une hypertrophie de l'organe et
des parties voisines, dans la présence d'éléments
plastiques ou néoplasiques dans les tissus, et dans
une grande dureté des organes à la palpation.

Les *maladies cancéreuses* de la langue présentent

des caractères de similitude assez frappants avec l'affection que nous avons décrite chez notre malade. Evidemment il ne peut s'agir des ulcérations épithéliomateuses superficielles. La confusion ne saurait être admise qu'avec les affections cancéreuses profondes. Il y a en effet chez ce malade infiltration, pénétration des organes par des éléments néoplasiques *sans distinction de tissu* ; il y a retentissement ganglionnaire et enfin cachexie ; ce sont là des *traits* trop spéciaux pour qu'on ne songe pas immédiatement à un cancer des parties profondes.

Cependant, survient une objection : Comment expliquer la présence des productions multiples, qu'on observe chez notre malade dans la région des joues et des lèvres ? En effet, le propre du cancroïde est d'être unique et le plus souvent unilatéral; « Le cancroïde lingual est azygos », a dit M. Ricord. De même, M. Anger a écrit, dans sa thèse d'agrégation, si remarquable à tant d'égards: « Jamais l'épithélioma n'envahit un point nouveau, sans qu'il y ait continuation de tissu entre le centre de la tumeur et ses prolongements périphériques. » Il est sans exemple que le cancer se soit développé à la fois et indépendamment dans les deux moitiés de la langue.

C'est dans la *multiplicité des lésions* et la *diffusion* à toute une région que consiste en réalité l'*embarras* du diagnostic.

Le cancer, ordinairement, ne présente pas de lésions occupant à la fois les lèvres et la langue, à moins qu'il ne s'agisse d'une propagation directe, *par continuité du tissu*. — C'est précisément pour expliquer cette dissémination par îlots séparés des lésions observées que M. le professeur Verneuil attribue un rôle *spécial* à la syphilis.

S'il nous est permis de hasarder une hypothèse, nous dirons que, d'après une doctrine bien connue, surtout étudiée par notre maître : les dépôts syphilitiques formés préalablement sans doute dans la région ont créée une *série* de *loci minoris resistentiæ*, d'endroits déjà irrités, qui, en raison de la prédisposition de l'individu, sont devenus, chacun pour leur compte, des *foyers isolés* de néoplasie cancéreuse.

On peut rapprocher la formation isolée des îlots cancéreux dans ces circonstances de la production de la même lésion morbide, à l'endroit d'un traumatisme, ou au point de formation d'une tache herpétique ou d'un nœvus congénital.

Ainsi se trouve expliquée la DOCTRINE DE L'HYBRIDITÉ émise par M. Verneuil.

La syphilis rend compte de la *multiplicité* des foyers ; et d'autre part, le diagnostic de cancer se trouve suffisamment justifié par le siège, la forme envahissante des lésions, le retentissement ganglionnaire et la cachexie ultime.

Il est possible que, dans l'avenir, l'opinion de M. le professeur Fournier devienne plus probable, mais nous croyons que, pour le moment, s'il existe une réelle lymphadénie, elle doit être considérée comme *secondaire*.

L'hypothèse de M. Besnier de sclérodermie à forme inconnue, nous paraît plutôt être la simple constatation d'un état anatomique de certaines lésions, qu'un diagnostic complet et satisfaisant.

En résumé, nous dirons que notre malade nous parait atteint d'une *forme hybride de cancer* de la langue, c'est-à-dire d'un cancer modifié dans son aspect anatomique par la coexistence de la *diathèse syphilitique*.

CONCLUSIONS

1° Les deux observations que nous venons de publier, les seules, croyons-nous, qui existent dans la science, semblent établir que, parfois, dans la *région* buccale comme dans la *région* ano-rectale, la syphilis ne borne pas son action à un *organe* ou à un *tissu*; mais qu'elle peut envahir à la fois des points différents de cette même région. — Il est donc nécessaire d'adopter l'expression de syphilôme bucco-lingual pour désigner les lésions observées.

2° La seconde observation nous paraît justifier l'hypothèse de la *coexistence* de deux diathèses chez un même individu. — La plus maligne, le cancer (dans ce cas particulier) poursuit sa marche funeste; mais elle est modifiée dans ses caractères anatomiques. Les lésions cancéreuses semblent se muliplier comme les lésions syphilitiques dans la région anatomique primitivement envahie.— Leur généralisation survient d'ailleurs comme à l'ordinaire, et ne paraît pas être accélérée dans son dénouement.

3° La DOCTRINE DE L'HYBRIDITÉ soulevée par l'étude de notre deuxième observation mérite d'être prise en sérieuse considération et devra être l'objet de nouvelles recherches.

4° L'influence favorable du traitement antisyphilitique paraît avérée dans la première observation., — L'état du malade qui fait le sujet de la seconde observation ne semble guère avoir été influencé par le même thérapeutique.

www.ingramcontent.com/pod-product-compliance
Ingram Content Group UK Ltd.
Pitfield, Milton Keynes, MK11 3LW, UK
UKHW021011120726
13693UKWH00005B/1913